Sarah Cabero

Transformez et améliorez votre vie

Sarah Cabero

Transformez et améliorez votre vie

Éditions Vie

Publisher:
Éditions Vie
is a trademark of
Dodo Books Indian Ocean Ltd. and OmniScriptum S.R.L publishing group

120 High Road, East Finchley, London, N2 9ED, United Kingdom
Str. Armeneasca 28/1, office 1, Chisinau MD-2012, Republic of Moldova, Europe
Managing Directors: Ieva Konstantinova, Victoria Ursu
info@omniscriptum.com

Printed at: see last page
ISBN: 978-3-639-88845-4

Transformez et améliorez votre vie

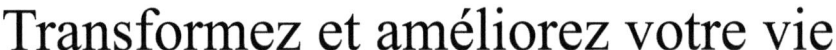

Sarah Cabero – Sophrologue Coach

Sarah Cabero s'est formée à la programmation neuro linguistique, à la sophrologie ainsi qu'au Reiki.

Forte de ses expériences et de ses rencontres, elle a su développer des ateliers de développement personnel dont elle vous transmet ses exercices ici.

De sa passion et de sa détermination, Sarah nous communique ses techniques pour dépasser nos peurs, nos limites, pour améliorer notre vie quotidienne et notre travail. Elle nous enseigne comment mieux nous organiser, bien communiquer, améliorer notre confiance en nous, gérer nos émotions et nous relaxer.

Pour atteindre vos objectifs et prendre conscience des possibilités d'amélioration, il vous est vivement conseillé d'écrire vos réponses à chaque question posée.

Écrivez également chaque nouvelle idée, planifiez les actions à mettre en place sur votre emploi du temps ou agenda.

Cela vous aidera à y voir plus clair, à mettre en action ce dont vous avez besoin pour arriver à votre but, à prendre de la distance pour comprendre et appliquer ce qu'il vous faut pour réussir.

Belle réussite à tous.

Être heureux, ça s'apprend !

Découvrez les méthodes gagnantes pour une vie réussie.

Les chercheurs ont analysé comment font les gens pour être heureux et comment font ceux qui n'y arrivent pas.

Ils ont vite compris que la différence entre une personne qui est heureuse et une autre qui ne l'est pas tenait à sa façon de penser.

Les deux ont des peines et des joies comme la majorité des êtres humains.

Simplement, elles abordent la vie d'une manière différente.

C'est l'image que vous vous faites d'une situation qui va engendrer des émotions et des comportements négatifs.

C'est en transformant votre vision, votre façon de percevoir la vie, les événements, vous-même, que vous deviendrez pleinement conscient de qui vous êtes, de ce qui vous convient ou non, et que vous mettrez des actions en place pour parvenir à être heureux.

1.Apprendre pour évoluer

Continuez à vous former régulièrement, à lire, à apprendre.

Trouvez un thérapeute ou une personne positive à qui raconter vos expériences, vos doutes. Cette personne vous aidera à prendre de la distance et à comprendre ce qui peut être amélioré et ce sur quoi vous n'avez pas de pouvoir.

Une thérapie régulière est très importante pour évoluer et comprendre nos besoins. Trouvez un bon thérapeute qui vous accompagne dans la connaissance de vous-même.

Continuer à se former régulièrement, c'est comme faire du patin à glace. Si vous en faites régulièrement et que vous continuez à apprendre et à vous entraîner sur de nouvelles techniques, vous avancerez.

Si par contre vous n'en faites qu'une fois de temps en temps, vous ne serez pas à l'aise et n'évoluerez pas.

Que mettez-vous en place pour continuer à vous former ? À évoluer ?

....

....

....

....

....

....

....

....

....

....

....

....

....

....

2. Les échanges constructifs

Chaque personne possède des talents, des compétences qui lui sont propres.

Personnellement, je n'aime pas me vendre et faire ma publicité me répugne. J'ai donc délégué à des personnes à qui cela plaît.

J'ai moi-même fait appel à une personne qui vient régulièrement à mes séances et qui adore ça, elle communique très bien. Elle souhaitait faire le deuxième degré de Reiki et n'en avait pas les moyens.

Je lui ai donc proposé son deuxième degré en échange de la distribution de flyers.

J'ai également une coiffeuse à domicile qui connaît beaucoup de gens et communique très aisément. Je lui ai proposé des séances gratuites en échange de distribution de flyers et de publicité.

J'ai échangé la couture des ourlets de mes pantalons contre une séance.

Des travaux dans ma maison et une correction de livres contre une formation.

Pour prendre soin de vous ou pour découvrir de nouvelles méthodes mais aussi pour échanger des techniques, vous pouvez échanger du travail avec d'autres personnes.

Quels sont les talents que vous pouvez mettre au service d'autrui ?

Quels échanges pouvez-vous mettre en place pour évoluer, avancer ?

....

....

....

....

....

....

....

....

....

3.La confiance en soi

Il est facile de perdre confiance en soi.

Chaque personne avance à son rythme, nous n'avons pas de baguette magique.

Pensez à tout ce que vous avez réussi pour arriver là où vous en êtes.

Pensez qu'il faut du temps pour être la personne que vous voulez être et que la remise en question n'est nécessaire que si elle est objective et non autodestructrice. Vous êtes responsable de vos émotions, de ce qui vous arrive, vous êtes aussi responsable de tout mettre en œuvre pour améliorer votre vie.

Pour ma part, lorsque j'ai commencé mes formations, j'étais très timide, réservée, introvertie.

J'ai appris à avoir confiance en moi grâce à des exercices quotidiens de coaching, de PNL, de sophrologie. Au fur et à mesure, j'ai appris à me connaître, à être moi-même. Plus j'étais sûre de moi, plus mes clients avaient confiance en mon travail.

Que faites-vous quotidiennement pour développer votre confiance en vous ?

....
....
....
....
....

Comment comprenez-vous que les autres personnes n'aient pas la même vision des choses que vous et que chacun chemine à son rythme ?

....
....
....
....
....

4.Exercices pour retrouver confiance en soi

Certaines personnes ont une aisance relationnelle, pourquoi ? Parce que ce sont des personnes qui savent ce qu'elles valent, connaissent leurs défauts, leurs qualités et surtout, ce sont des personnes qui savent qu'elles sont humaines et qui acceptent de se tromper. Nous ne savons pas tout, nous ne connaissons pas tout, nous avons toujours des choses à apprendre, personne n'est parfait.

Je pense que nous avons tous en nous les mêmes ressources et que certaines personnes les exploitent et d'autres non. Chacun a sa vision du monde différente pour chacun de nous.

Certaines personnes voient le négatif partout, d'autres savent que nous apprenons et rebondissons toujours à partir d'une situation négative.

Nous avons une énorme partie de notre cerveau dont nous ne nous servons pas, certaines personnes se donnent les moyens d'y accéder et d'autres pas.

Nous avons tous le même cerveau, il suffit de l'exploiter si nous voulons évoluer.

Chaque soir, écrivez vos blocages, vos peurs, vos émotions négatives de la journée, marquez tout ce qui vous passe par la tête. Cela vous aidera à lâcher vos émotions négatives, à vous connaître, à vous comprendre et à vous accepter.

Vous avez en vous beaucoup de qualités, de ressources. Certaines personnes ne les voient pas, nous allons les chercher par des exercices simples.

Explications : nous avons souvent pas ou peu confiance en nous à cause de la peur. Peur du regard des autres, peur de ne pas y arriver, peur de ce que l'on va penser de nous, peur des gens, peur de l'échec, peur du monde...

La peur est un système d'autoprotection, elle nous évite de sauter d'un pont, de dire des bêtises...

Nous la considérons souvent comme une ennemie, mais elle est notre alliée.

Au lieu de nous battre contre elle, régulons-la, en prenant conscience qu'elle est là pour nous aider.

Exercice : prendre de la distance.

Prenons l'exemple d'un moment où vous n'avez pas confiance en vous. Ressentez quelle est cette émotion, donnez-lui un nom – peur ou autre chose – puis une forme ou une image et parlez-lui. Dites-lui que vous savez qu'elle est là pour vous aider, que vous l'avez entendue mais que là, ce n'est pas le moment. Dites-lui que vous prendrez du temps le soir pour l'écouter. Imaginez qu'elle prend de la distance, que vous l'avez dans votre poche ou à un mètre de vous ou encore plus loin, et concentrez-vous sur ce que vous ressentez en sachant que vous pourrez la reprendre quand vous en aurez besoin.

Respectez votre parole, le soir, prenez du temps pour écouter votre peur.

Que pensez-vous de la peur ?

....

Avez-vous bien compris qu'il ne faut pas la nier mais admettre sa présence pour nous aider et la réguler ?

Que pouvez-vous faire dans votre quotidien pour développer votre confiance en vous ?

....
....
....
....
....
....
....
....
....
....
....
....
....
....

5. Travail sur les croyances

Nous percevons tous la vie différemment.

Prenons l'exemple de trois personnes qui reviennent d'un séjour de Disneyland (personnellement, je n'y suis jamais allée).

Albert m'explique qu'il a adoré les sensations dans le Space Mountain, Marion me dit qu'elle a vu Mickey, Minnie, un magnifique château digne des contes de fée. Christophe, quant à lui, me raconte à quel point le restaurant était délicieux...

Je pourrais très bien penser qu'ils ne sont pas allés au même endroit !

Eh bien si pourtant ! Mais Albert a une façon de penser axée sur le ressenti, il me parle de sensations.

Marion est visuelle, c'est sa façon de penser prédominante (elle a vu).Christophe lui est dans le gustatif (le restaurant était délicieux).

Comme chaque personne a une vision différente de voir le monde, et de penser, il est normal que pour une même expérience, ils me la racontent différemment.

De plus, tout ce qu'ils ont vécu dans leurs vies respectives joue un rôle dans leur façon de penser.

Autres exemples : une mère répète sans cesse à sa fille : « de toute façon dans la famille, dès qu'on mange un gâteau, on grossit ». La fille aura comme croyance, « dès que je mange je grossis ».

Alors qu'une mère qui dit à sa fille « dans la famille, notre corps a toujours su digérer les aliments correctement, du coup nous avons toujours une belle silhouette ». Sa fille aura cette croyance-là et ne sera pas en surpoids, sauf en cas de maladie ou de soucis émotionnels.

Exemples de croyances limitantes que vous pouvez avoir :

« Je n'ai pas le droit au bonheur. De toute façon, j'ai une vie de m..., ça a toujours été comme ça, je ne vois pas pourquoi ça changerait. J'ai hérité du sale caractère de mon père. Je suis incapable de... Je suis nul en maths. Mon cerveau ne sait pas apprendre, il fonctionne au ralenti... »

Trouvez vos croyances limitantes pour les transformer.

Par exemple, « je n'ai pas le droit au bonheur » devient « tout être humain a le droit d'être heureux ».

« J'ai une vie de m..., ça ne changera pas », peut devenir : « je suis maître, acteur de ma vie, c'est moi qui décide de ce que je veux. Je fais chaque jour quelque chose pour améliorer ma vie ».

« Je suis nul en maths » devient : « et si j'observais comment Henri fait pour comprendre les maths ».

« Mon cerveau ne sait pas apprendre » : j'ai appris à lire, à écrire, à compter », ou « mon cerveau sait apprendre, il a juste besoin de trouver la bonne méthode et je vais la trouver ».

Pour faire grandir la confiance en vous, écrivez chaque soir trois choses que vous avez faites de bien dans la journée. Par exemple : « j'ai réussi à me motiver pour faire les carreaux » ou « j'avais peur de venir à ce stage et je suis venu(e) quand même, j'ai fait un effort pour manger équilibré, j'ai réussi à poser mes limites, à me faire respecter, à être plus dans l'amour... »

Cet exercice quotidien vous aidera à voir que vous faites régulièrement des choses bien et que vous êtes quelqu'un de bien.

J'avais la croyance de ne pas arriver à apprendre. J'ai arrêté l'école très tôt et à cette époque, je n'arrivais pas à apprendre mes leçons. J'ai alors observé comment les autres faisaient pour y arriver, je me suis imaginée être dans leur corps, dans leur tête et j'ai réussi.

Notez toutes les croyances limitantes qui vous empêchent d'avancer puis transformez-les en croyances positives. Notez tout ce que vous pouvez mettre en place pour y arriver.

6. Travail sur les mentors

Prenez deux personnes dont vous admirez les qualités, (une connaissance, un acteur ou même un animal) puis notez les qualités que vous aimez chez ces individus.

Si je prends pour exemple mon parrain. J'aime chez lui : l'altruisme, la force, la compréhension, la douceur, l'honnêteté...

Puis, je prends maintenant un acteur que j'affectionne beaucoup dans un rôle. J'aime dans le rôle qu'il joue : la ténacité, le franc-parler, la générosité, la force, l'entêtement à vouloir découvrir toutes les vérités...

....
....
....
....
....
....

Relisez chaque qualité sans penser à la personne associée.

Dans les qualités notées, il y en a que vous avez déjà, d'autres que vous souhaitez inconsciemment développer.

Nous évoluons tous par mimétisme, lorsque nous sommes enfants, nous apprenons à marcher, à parler, à danser parce que nous l'avons vu faire par nos parents, nos professeurs, à la télévision...

À l'âge adulte, nous continuons ce mimétisme auprès des gens sans nous en rendre compte.

Les personnes qui sont les plus proches de vous vous imitent et vous les imitez.

Vous connaissez désormais certaines de vos qualités.

Observez maintenant une personne qui a réussi sa vie. Quelqu'un que vous connaissez ou non et qui a très bien réussi dans son domaine. Lisez ses livres s'il y en a, observez son parcours.

Comment a-t-elle fait pour atteindre son but ? Si vous la connaissez, posez-lui des questions :

S'est-elle battue pour arriver là où elle en est ?

....

A-t-elle des pensées positives, est-elle joyeuse ?

....

A-t-elle beaucoup réfléchi ? A-t-elle tout planifié ?

....

A-t-elle foncé et fait confiance à son instinct ?

....

A-t-elle pris des risques ?

....

A-t-elle fait beaucoup de démarchages ?

....

Combien d'années a-t-elle mis pour réussir ?

....

Quel est son comportement avec ses clients ?

....

Est-elle ouverte à tous types de communication et de personnes ?

....

S'est-elle spécialisée ?

....

S'est-elle fait aider ?

....

Est-elle souriante et ouverte ou renfermée ?

....

Quand vous avez des doutes, que vous ne savez pas quelle décision prendre, prenez cette personne en exemple.

Et elle, que ferait-elle à ma place ? Que me dirait-elle ?

....

Écrivez-vous une lettre pour vous motiver et relisez-la les jours où vous en avez besoin.

Notez-y vos qualités, tout ce que vous avez déjà réussi à faire jusqu'à maintenant.

Ce peut être lorsque vous avez trouvé un emploi, vous vous êtes occupé des enfants, vous avez eu votre bac, votre permis de conduire...

Écrivez-la comme si c'était quelqu'un d'autre qui l'écrivait.

Personne ne vous connaît mieux que vous-même sauf que nous avons tous plusieurs rôles, plusieurs personnalités. Retrouvez en vous cette personnalité qui avance, qui est joyeuse, cette personnalité dont vous avez besoin et faites-la communiquer avec votre personnalité qui a des peurs ou qui n'arrive pas à avancer. Aidez-les à se réconcilier calmement comme un adulte qui rassure un enfant et qui lui apprend à grandir.

Que faites-vous pour garder confiance en vous ? Que pouvez-vous faire de plus ?

....
....
....
....
....
....
....
....
....
....
....
....
....
....
....
....
....
....
....
....
....

7. Semez vos graines

Écrivez sur un post-it une phrase-clé que vous relirez chaque matin.

Par exemple : « je crée ma vie aujourd'hui ».

Cela vous permettra de semer vos graines, d'ouvrir des portes, de vous conditionner à créer, de mettre des actions en place aujourd'hui.

Que voulez-vous dans votre vie pour demain ?

Certaines graines poussent rapidement, d'autres moins vite et d'autres pas du tout.

Pour ne jamais avoir de regrets, ouvrez chaque porte à laquelle vous pensez, semez chaque graine jour après jour.

Observez un jardin : très peu de jolies fleurs poussent seules. Il faut les planter, leur donner de l'eau, du soleil, de l'attention, enlever les mauvaises herbes, vérifier qu'elles n'ont besoin de rien.

Dans la vie, c'est pareil.

Quelles graines (actions) semez-vous chaque jour depuis une semaine ?

....
....

Que leur apportez-vous comme attention ? De quoi vos actions ont-elles besoin en plus pour que vos objectifs aboutissent ?

....
....

Quelles graines pouvez-vous encore semer ?

....
....
....
....
....

8.Profitez du moment présent

C'est le chemin qui est le plus beau et non l'arrivée parce qu'une fois arrivé(e) à votre but, vous aurez d'autres objectifs et un nouveau chemin se profilera. Vivez chaque moment de votre existence. Nous sommes trop souvent dans nos pensées qui ne servent pas toujours à grand-chose.

Lorsque je suis dans mes pensées, je ne mets pas d'actions en place et pour atteindre mon objectif, les actions sont nécessaires. Je mets bien plus d'énergie et d'attention lorsque je ne pense qu'à l'action que je suis en train de mettre en place.

Reprendre le contrôle de ses pensées est important.

Accordez-vous par exemple une demi-heure par jour pour penser, écrire. Le reste du temps, profitez de ce que la vie vous apporte, cela redonnera de la joie à votre cœur. Nous sommes tellement dans que nous ne voyons pas assez : la beauté de la nature, le bonheur d'un rayon de soleil, le plaisir de discuter avec la boulangère, la joie que nous donnons à ce vieux monsieur que nous croisons dans la rue, à qui nous sourions (peut-être que ce monsieur se sentait inexistant et que grâce à vous il a retrouvé le sourire), ces oiseaux qui nous chantent la vie et que nous entendons si peu parce que nous sommes trop préoccupés.

Pour apprendre à profiter du moment présent, vous pouvez commencer par prendre votre douche sans aucune pensée, simplement ressentir le bienfait que cela vous apporte.

Respirez en conscience plusieurs fois par jour : inspirez profondément par le nez si possible en imaginant le trajet de l'air qui entre dans vos poumons, votre ventre se gonfle et à l'expiration, vous rejetez l'air doucement par le nez, vous videz vos poumons, votre ventre se dégonfle.

Cet exercice de respiration vous permettra de revenir au moment présent, d'augmenter votre capacité respiratoire et d'oxygéner vos cellules.

Dégustez ce que vous mangez, savourez, mâchez doucement pour simplement ressentir ce que cela vous apporte.

Profitez-vous du moment présent dans votre travail ? Dans votre vie quotidienne ?

Si oui, chaque jour ?

À quel moment ?

....

....

....

....

Comment profiter encore plus de chaque moment ?

....

....

....

....

....

....

....

....

....

9.Rêvez

Pour une vie agréable, autorisez-vous à rêver.

Allongez-vous, relaxez-vous et rêvez. Rêvez de votre future vie dans les moindres détails. Vous pouvez l'imaginer comme si vous regardiez la télévision, puis imaginez que vous la vivez vraiment, vous ressentez tous les bienfaits de la vie que vous imaginez.

Si vous avez du mal à rêver consciemment, commencez par rêver de choses qui n'existent pas, des choses agréables qui vous ressourcent. Par exemple, vous pouvez imaginer être un oiseau et en ressentir tous les bienfaits si cela vous parle. Ou bien, créez un château de barbe à papa dans le ciel... Retrouvez votre âme d'enfant, votre imagination. Car plus nous rêvons, plus nous créons, plus nous développons notre imagination et notre créativité. Notre créativité qui nous sert lorsque nous cherchons des solutions.

Cela vous permettra de mettre en place des actions concrètes pour créer VOTRE vie, celle que vous avez choisie.

Quelle est votre vie de rêve ?

....

....

....

....

....

À quoi rêviez-vous lorsque vous étiez enfant, adolescent ?

....

....

....

....

....

Quelles passions aviez-vous lorsque vous étiez enfant, adolescent(e) ?

....

....

Lorsque j'étais enfant, je rêvais d'être femme de ménage. D'un certain point de vue, je nettoie les personnes de tout ce qui ne va pas dans leur vie. Je voulais aussi être « bonne sœur », cette croyance en une énergie supérieure que l'on peut appeler Dieu, Bouddha ou autre m'a énormément aidée. Je souhaitais également être maîtresse d'école et aujourd'hui, je suis enseignante.

Ne négligez pas vos anciens rêves, ils peuvent encore vous être utiles.

10.Se relaxer, gérer ses émotions

Lors de stress, d'émotions négatives, de coups durs, notre corps se met en alerte, notre rythme cardiaque s'accélère, notre respiration devient courte, nos muscles se tendent. Parfois nous avons des douleurs.

Comme chez les animaux, notre cerveau a détecté un danger, une menace. Il prépare donc notre corps à fuir ou à combattre. Sauf que nous sommes humains, nous n'avons donc pas besoin de fuir ou de combattre.

Lorsque ces symptômes apparaissent, c'est que notre corps nous donne l'alerte. Il y a quelque chose qui ne va pas.

La partie émotionnelle de notre cerveau a pris le dessus sur la raison. La partie « raison » a dysfonctionné car il y a trop d'informations en même temps.

Si à ce moment, vous ne pouvez pas évacuer cette émotion, écoutez ces symptômes, dites-vous : « ok, je sais qu'il y a un problème, je l'ai entendu mais là, ce n'est pas le moment. Je prendrai un moment ce soir pour écouter plus attentivement cette émotion ».

Respirez profondément plusieurs fois en ayant conscience de votre respiration.

Imaginez mettre sur un nuage toutes les pensées dont vous n'avez pas besoin et sur un tableau toutes celles dont vous avez besoin.

Puis respirez doucement, à l'inspiration comptez jusqu'à cinq puis sur l'expiration, jusqu'à cinq également.

Recommencez plusieurs fois en respirant de plus en plus calmement, doucement.

Cela fera redescendre votre rythme cardiaque.

Ressentez comme vous vous sentez mieux.

Le soir, prenez un moment pour écrire, pour ressentir ce qui s'est passé dans votre corps, pour accepter cette émotion et l'évacuer.

Votre corps est comme une voiture.

Lorsqu'il y a un problème, un voyant s'allume sur le tableau de bord, je commence à entendre de drôles de bruits. Si je n'écoute pas les signes, elle finira par tomber en panne.

Pour mon corps c'est pareil, si je ne l'écoute pas lorsqu'il est fatigué, triste, en colère..., il m'enverra des signaux d'alarme, des douleurs, des troubles du sommeil... Et tombera en panne : maladie au bout d'un moment.

Je vous donne l'exemple d'une personne que j'ai reçue.

C'est une dame qui avait des problèmes aux yeux, elle ne voyait presque plus rien. Elle est allée voir un « guérisseur ». Ses yeux ont été guéris, elle voyait mieux. Mais peu de temps après, elle a déclenché de l'eczéma partout sur son corps. Le « guérisseur » lui avait soigné les yeux (le symptôme) mais pas ses blessures intérieures, émotionnelles. Son corps avait donné l'alerte qu'elle allait mal et elle n'a pas su l'écouter. Il lui a donc envoyé un autre signal : l'eczéma.

Je l'ai reçue en séance, nous avons travaillé sur ses blessures intérieures. Après une heure de séance elle allait déjà mieux car elle avait écouté son corps et ses blessures, pour les soigner.

Lorsque vous avez une douleur, une maladie ou autre symptôme du corps, tapez sur internet les mots-clés, par exemple : symbolique, douleur, genoux droit et regardez la symbolique émotionnelle. Visitez au moins deux sites internet différents. Vous vous rendrez compte que vous avez des choses à transformer en vous ou dans votre vie pour aller mieux. La prise de conscience est le premier pas vers le changement.

À quelle fréquence vous arrive-t-il d'avoir du mal à gérer vos émotions ?

....
....

De quelles émotions s'agit-il le plus souvent ? Énervement, tristesse, panique, peur...

....
....
....
....

De quelle manière pouvez-vous détecter ces émotions avant qu'elles ne prennent trop d'ampleur ?

....
....
....
....

Pensez-vous à prendre un moment dans la journée pour comprendre ces émotions ?

....
....
....
....

Que pouvez-vous mettre en place pour mieux les gérer ?

....
....
....
....

Votre corps vous donne-t-il l'alerte en ce moment ?

....
....

Avez-vous des symptômes ?

....
....

Quelle est leur signification ?

....
....

Que pouvez-vous faire pour aller mieux ?

....
....
....

1. Gestion du stress

Vous êtes un peu stressé(e) ?

Offrez-vous ou échangez une séance de relaxation ou de méditation.

C'est souvent la peur qui vous empêche de bien communiquer. Si vous parlez de votre sujet avec passion, les gens vous suivront. Il suffit souvent d'arrêter de se poser des questions pour que les réponses surviennent.

À force de penser toute la journée, votre cerveau ne fait plus la différence entre ce qui est bon ou pas pour vous. Alors faites des pauses, des relaxations, des méditations régulièrement pour arrêter de penser.

Votre cerveau est comme une cocotte-minute. Vous la remplissez d'eau, de nourriture puis vous la laissez chauffer puis bouillir. Si vous n'enlevez pas la soupape, c'est l'explosion.

Pour votre cerveau c'est la même chose. Vous lui donnez des milliers d'informations par jour, des questions dont souvent il n'a pas les solutions tout de suite. Comment voulez-vous faire des choix judicieux pour vous si vous avez trop d'informations à traiter en même temps ?

Relaxez-vous ou méditez. Vous pouvez aller voir un professionnel ou trouver des séances gratuites sur internet.

Combien de temps par semaine prenez-vous pour faire des pauses ?

....

....

Que serait-il mieux pour vous ? Une séance par jour, tous les deux jours...

....

....

Dans votre emploi du temps où pourriez-vous caler des créneaux pour cela ?

....

....

....

12.Restez positif(ve)

Faites attention à vos pensées.

Nous pensons toute la journée, parfois en positif, parfois en négatif.

Attention à vos pensées négatives et limitantes, comme par exemple : « je suis nul(le), je n'y arriverai jamais, les autres sont meilleurs que moi... ». Vous vous auto-sabotez, vous êtes dans le rôle de la victime.

La victime, c'est la personne apeurée qu'il y a en chacun de nous. En chaque être, il y a un faible et un fort, un courageux et un apeuré, un adulte et un enfant.

Vous êtes fort(e), sinon vous ne chercheriez pas des solutions pour améliorer votre vie. Malheureusement, nous sommes beaucoup à avoir pris l'habitude de nous plaindre au lieu d'avancer et de dépasser les montagnes qui se sont dressées devant nous. C'est normal, car notre cerveau veut nous protéger. S'il pouvait nous enfermer à double tour dans un placard pour nous empêcher de souffrir, il le ferait.

Ne vous laissez donc pas envahir par vos peurs limitantes, écoutez-les et dépassez-les. Nous avons tous des croyances limitantes, des conditionnements qui ne nous conviennent pas ou plus.

Par exemple, certaines personnes se disent que les gens les plus gentils sont les gens pauvres ou alors, dans la famille on est gros, ça me fait mal mais on ne peut rien y faire ou encore, à l'école j'étais nul donc je ne peux pas faire cette formation qui me plaît et il y a encore bien d'autres croyances limitantes dont nous n'avons pas toujours conscience.

Ce qu'il faut, c'est dépasser tout cela. Apprenez à vous connaître, à vous aimer. Le manque d'amour envers soi-même vient souvent de croyances ou de pensées limitantes. Faites taire cette petite voix dans votre tête qui vous rabaisse, qui vous empêche d'être heureux(se). Pour vous y aider, repérez vos pensées négatives et transformez-les de manière positive.

Au lieu de vous dire lors d'une mauvaise expérience : « allez ça tombe encore sur moi, toujours des m... dans ma vie ». Dites-vous par exemple : « j'ai toujours dépassé mes problèmes, j'ai toujours remonté la pente, je vais y arriver, ça me rend plus fort(e) ».

Plus vous vivez des expériences, plus vous comprenez les gens. De chaque expérience, il ressort toujours du bénéfique. Même si nous ne le voyons pas tout de suite.

Ce que vous avez vécu jusqu'à maintenant a fait l'être que vous êtes aujourd'hui, une personne capable de se remettre en question, capable de comprendre la souffrance des autres, capable de ne pas être une victime.

Mais nous avons aussi besoin de la partie « faible » qui est en nous, elle nous est bénéfique pour notre sensibilité, notre compréhension, notre empathie... Alors écoutons-la, mais ne la laissons pas prendre toute la place.

Attention aux personnes qui ont des pensées négatives envers vous ou envers vos rêves, vos objectifs. Elles ont leur vision à elles de la vie et n'adhèrent pas forcément à la vôtre. Détectez ces personnes et ne leur parlez pas de vos projets, elles vous plomberaient le moral en un instant parce qu'elles pensent que c'est le mieux pour vous. Elles ne vous veulent pas de mal, elles ont simplement des croyances différentes des vôtres. De plus, il y a souvent des peurs qui se cachent derrière.

Souvenez-vous, personne ne sait mieux que vous ce dont vous avez besoin, personne ne vous connaît mieux que vous-même, ne laissez personne prétendre le contraire.

Acceptez les remarques si elles sont constructives : se remettre en question, oui ; se faire rabaisser, non. Souvent, ces personnes manquent de confiance en elles, et certaines ont besoin de se sentir plus importantes que vous.

De plus, lorsque vous êtes dans le rôle de la victime, vous êtes une proie pour les prédateurs ; ils le sentent et jouent avec vous. Par contre, si vous arrivez au travail avec la niaque, la force en vous, personne ne vous marchera sur les pieds. Respectez-vous et on vous respectera.

Pensez toujours en positif, évitez les mots « ne » et « pas ». Pensez au présent.

Exemple d'une phrase négative que l'on se dit souvent dans sa tête : « je ne veux pas arriver en retard, ou mince je vais arriver en retard. Observez l'image que cela vous amène : vous vous voyez arriver en retard. Le cerveau retient « veux arriver en retard ».

Exemple d'une phrase positive : « j'arrive à l'heure et en sécurité » puis voyez l'image qui en ressort dans votre tête. Une image positive.

Commencez par prendre conscience de vos pensées.

Ne soyez pas en colère contre vous si vous avez eu des pensées négatives, au contraire, félicitez-vous de les avoirs reconnues.

Vous pouvez commencer par changer votre façon de penser le soir quand vous êtes au lit.

Par exemple, pensez et visualisez le lendemain et observez le lendemain les changements au fur et à mesure, voyez tout ce qu'il y a de positif.

Exemples de phrases négatives transformées en positives. Lisez-les à voix haute plusieurs fois, à chaque instant où vous en avez besoin. Voyez les images positives qui se présentent à vous, ressentez le bien-être que cela vous procure. Changez les mots si vous avez besoin d'autre chose.

Même si j'ai des peurs, j'aime penser que je suis confiant et en sécurité.

Même si j'ai des doutes, quel bonheur de ressentir le calme et la sérénité.

Même si j'ai des choix difficiles à faire, j'aime penser que je sais, que je ressens au fond de moi ce qui est le plus juste et le meilleur.

Même si j'ai des craintes, des émotions négatives, j'aime sentir que je suis protégé et dans l'amour.

Même quand je ressens ce mal-être, j'aime sentir mon corps et mon esprit vivants et en pleine santé.

Même quand je ressens ce mal-être, j'aime penser que mon corps et mon esprit se régénèrent et se reprogramment dans la paix, l'harmonie, la joie.

Même si je ressens ces émotions négatives, j'aime voir ce qu'il y a de beau autour de moi et en moi.

Même si j'ai des peines, j'aime voir et sentir cette lumière, cet amour qui me guide et m'apaise.

Autres exemples de formulations positives :

Toute ma positivité, ma foi, ma confiance annulent et remplacent toute ma négativité, mes peurs, mes doutes.

Mon intelligence, ma facilité de compréhension annulent et remplacent ma peur du jugement, ma peur de l'échec.

Ma sérénité, ma clarté d'esprit annulent et remplacent mon inquiétude.

Ces phrases sont à se répéter plusieurs fois de suite comme un mantra. Arrêtez lorsque vous sentez que vous allez mieux.

En pensant différemment, votre corps suivra, vous serez plus ouvert et vous attirerez à vous de belles personnes et de belles choses.

La vie sourit à ceux qui sourient à la vie.

Alors pensez POSITIF !

Prêtez-vous attention à vos pensées ?

....
....
....

Que faites-vous pour transformer vos pensées négatives en pensées positives ?

....
....
....

Que pouvez-vous faire de plus ?

....
....
....
....
....
....

13.Pour savoir ce qui est bon pour vous

Vous avez un choix à faire et vous ne savez pas quelle décision prendre ?

Installé(e) confortablement, fermez les yeux, respirez cinq fois profondément.

Concentrez-vous sur votre corps, sur votre ressenti...

Posez la question à votre corps : « où se trouve la réponse « non » dans mon corps ? »

Vous allez ressentir une gêne, un pincement, une douleur ou une sensation désagréable dans votre corps.

Si vous ne la localisez pas, pensez à quelque chose que vous n'avez vraiment pas envie de faire, quelque chose qui vous dégoûte. Dites-vous « non » dans votre tête et ressentez où se trouve le « non » et quelle sensation cela génère dans votre corps.

Puis faites le même exercice avec la réponse « oui ».

Localisez dans votre corps où et quelle sensation procure le « oui », ce peut être une impression de déglutition, un sentiment de bien-être, de chaleur ou autre chose.

Si vous avez des difficultés à trouver le « oui » dans votre corps, pensez à quelque chose d'agréable, quelque chose que vous avez vraiment envie de faire. Dites-vous « oui », puis ressentez dans votre corps quelle sensation cela génère en vous.

Faites cet exercice plusieurs fois.

Puis posez-vous une question. Par exemple, « est-ce que mon corps a besoin d'épinard ? ». Ressentez dans votre corps la réponse.

Vous savez maintenant comment votre corps traduit le « oui » et comment il traduit le « non ». Écoutez-vous.

Plus vous vous questionnerez sur ce qui est bon pour vous, plus vous vous écouterez et plus vous améliorerez votre vie rapidement.

Lorsque vous n'écoutez pas les besoins de votre corps, c'est comme si vous le nourrissiez avec des graines pour oiseaux. Vous ne pouvez pas lui donner ce dont il a besoin si vous n'apprenez pas à le connaître. Si vous lui donnez des légumes alors qu'il a besoin de féculents, si vous lui apportez de la détente alors qu'il a besoin de sport, il ne sera pas nourri correctement, ce qui est essentiel pour avoir une bonne santé mentale et physique.

Que faites-vous pour apprendre à écouter votre corps, votre intuition ?

....
....
....
....
....
....
....

Que pouvez-vous faire de plus ?

....
....
....
....
....
....
....
....
....
....
....
....

14.La réponse dans vos rêves

Vous vous posez des questions ?

Vous pouvez recevoir la réponse dans vos rêves. Même si vous ne vous en rappelez pas au réveil, votre inconscient fera en sorte d'accéder à votre demande les jours suivant cet exercice.

Confortablement installé(e), prêt(e) à vous endormir, inspirez en comptant jusqu'à cinq, puis expirez un maximum d'air doucement en comptant jusqu'à cinq.

Faites cet exercice au moins dix fois, votre respiration se calera d'elle-même sur ce rythme.

Maintenant, à l'inspiration dites-vous : « je fais un beau rêve qui me montre, par exemple, si c'est mieux pour mon fils que je le change d'école », ou « est-ce-que ce travail est fait pour moi », ou encore « qu'est-ce que je peux faire pour remonter mon entreprise », formulez selon votre cas.

À l'expiration, dites-vous : « je me souviens de mon rêve à mon réveil et je le note ».

Vous pouvez aussi demander par exemple : « qu'est-ce que je peux faire pour améliorer mon entreprise » ou bien, « qu'est-ce que je dois faire pour trouver un bon maître d'apprentissage pour mon fils ».

Si vous vous rappelez de votre rêve au réveil, notez-le rapidement avant de l'oublier.

Si vous ne vous en rappelez pas, comme dans l'exercice précédent, votre inconscient vous apportera sûrement la réponse sans que vous vous en rendiez compte, dans la journée ou les jours à venir.

Plus vous ferez cet exercice, plus ce sera facile pour vous de connaître les réponses.

Vous pouvez vous servir des deux exercices précédents pour améliorer votre concentration, être plus en paix avec vous-même, vos proches, augmenter votre créativité, trouver du travail... Vous devenez maître de vous-même.

Pour apprendre à marcher, à lire, à écrire... Il nous a fallu nous entraîner, faire et refaire et même tomber pour y arriver. Alors, ne désespérez pas, entraînez-vous et laissez le temps à votre corps et à votre esprit de vous habituer aux changements.

Pour recevoir les réponses à nos questions, il faut demander.

Une de mes clientes n'y croyait pas mais elle a essayé quand même.

Elle a demandé à voir une personne, elle l'a croisée. Elle a demandé à voir une autre personne, elle l'a rencontrée également. Elle a demandé ce qui était bon pour elle professionnellement. En venant à l'une de mes séances collectives, elle a rencontré une personne qui a pu lui apporter des réponses. Lorsque vous demandez, soyez ouvert(e) aux personnes que vous rencontrez, aux signes sur votre chemin.

À quelle fréquence vous entraînez-vous ?

....

....

....

....

....

Pensez-vous à noter chaque jour les résultats de vos demandes ?

....

....

....

....

....

....

....

....

....

....

....

....

15.Prendre de la distance

Lorsque nous avons un problème, c'est comme si nous avions des œillères, comme si nous ne voyions rien d'autre que le problème. Tout le reste devient secondaire.

Nous sommes plongés dans nos émotions négatives sans pouvoir en sortir facilement.

Cet exercice vous aidera à prendre de la distance avec vos soucis et vos émotions.

Ceci vous permettra d'y voir plus clair, peut-être même de voir la situation sous un nouvel angle, de mieux la comprendre et de trouver des solutions.

Imaginez un écran de télévision en haut du mur loin devant vous.

Comme si vous regardiez un film, regardez la scène qui vous dérange, dans cet écran, comme si c'était quelqu'un d'autre que vous regardiez, comme si vous étiez un journaliste, un spectateur.

C'est votre sosie qui vit ce qui se passe et qui ressent toutes les émotions. Vous, vous n'êtes qu'observateur, vous ne ressentez rien, vous analysez simplement ce qui s'est passé.

Vous prenez de la distance avec vos émotions.

Si vous souhaitez être plus motivé par une situation comme faire sa comptabilité, ou se sentir mieux au travail. Voici un exercice qui va vous y aider.

Imaginez un écran de télévision, puis dans cette télévision, voyez l'image qui vous dérange, par exemple votre comptabilité pour laquelle vous n'arrivez pas à vous motiver. Rajoutez plus de clarté sur l'écran, dans la scène, plus de couleurs, un son agréable ou une musique, sinon du calme, et agrandissez cet écran, transformez-le en film.

Ressentez en vous cette tension qui diminue puis disparaît.

Lorsque je ne suis pas motivée, c'est que j'ai une mauvaise image de mon objectif. Il suffit alors que je la transforme pour que tout devienne plus facile.

Que faites-vous lorsque vous êtes dans l'émotion, lorsqu'il vous arrive un problème ?

....

....

....

Que pourriez-vous faire pour prendre de la distance, pour y voir plus clair sans être plongé dans l'émotion ?

....

....

....

....

....

....

....

....

....

....

....

....

....

....

....

....

....

....

16. L'importance de visualiser

Lorsque vous vous visualisez, vous portez de l'attention à votre corps, à vous-même et c'est l'intention qui est primordiale pour la guérison.

Lorsque vous avez l'intention d'être guéri(e) avec la visualisation, vous envoyez un message à votre corps, à votre cerveau. Vous lui montrez comment faire. Vous lui donnez l'information.

Car à force d'avoir des milliers de pensées par jour (et pas toujours très positives) votre cerveau ne sait plus ce qui est bon ou pas pour lui, pour vous.

Il est important de donner à votre cerveau l'information dont il a besoin pour débloquer la situation.

Un exemple : mon fils de quatorze ans était très constipé, je lui ai donné de la tisane nettoyante, des légumes appropriés mais rien n'y a fait. Il avait très mal au ventre et en pleurait. Je lui ai demandé d'imaginer, dans le jardin, un tuyau avec un bouchon de terre et de trouver une solution pour le déboucher. Il m'a d'abord proposé de le couper, j'ai dit non, ensuite il m'a dit que l'eau et l'huile n'y feraient rien mais qu'avec du beurre, le tuyau se déboucherait sûrement.

Je lui ai alors demandé s'il se sentait capable de manger une petite cuillère de beurre. Il a acquiescé.

Il a mangé son beurre puis, en fermant les yeux, je lui ai demandé d'imaginer le beurre descendant dans tous ses tuyaux jusqu'aux fesses, permettant à ses selles de s'évacuer facilement et rapidement. Il a dû refaire la visualisation trois fois, sans remanger le beurre parce qu'il l'avait déjà pris une fois. En moins de dix minutes, il était aux toilettes. Soulagé, il a pu refaire cet exercice de lui-même lorsque ce souci s'est reproduit. Par les croyances de mon fils, et en donnant l'information à son corps, le problème a été réglé.

Visualiser, c'est envoyer la bonne information par l'image et le ressenti à notre corps, à notre cerveau pour qu'il travaille à trouver des solutions, à débloquer des situations, à faire les bons choix.

Quelle image avez-vous de votre travail, de votre objectif premier ?

Si besoin, transformez-la pour qu'elle devienne plus motivante.

....

....

....

....

....

....

....

....

....

....

....

17. Auto conditionnement

Plus vous donnerez l'information à votre cerveau de ce que vous voulez vraiment, plus il verra les opportunités qu'il ne voyait pas avant.

Prenez l'exemple d'une femme, le jour où elle est enceinte, elle voit des femmes enceintes bien plus souvent qu'avant.

Vous venez d'acheter une nouvelle voiture ou vous souhaitez vraiment avoir telle marque de voiture, vous allez avoir l'impression d'en voir beaucoup plus qu'auparavant car vous aurez l'image de cette voiture dans votre tête. Donc, en vous auto-conditionnant pour ce que vous voulez, vous verrez beaucoup plus les opportunités que vous ne voyiez pas avant car vous étiez fixé sur autre chose ou sur du négatif.

Le soir avant de vous endormir, dites-vous par exemple : « je m'endors immédiatement et profondément et je me réveille à 7 heures (par exemple) en pleine forme ».

Au réveil, pensez à quelque chose que vous allez faire dans la journée et qui vous plaît. Ressentez le bien-être que cela vous apporte.

Si par exemple vous recherchez du travail, vous pouvez penser le soir, avant la phase d'endormissement et dès que vous vous décontractez : « j'attire à moi toutes les opportunités d'être embauché(e) dans un travail qui me correspond ou qui me correspond le mieux ». Dites-le avec vos mots à vous, en restant toujours positif(ive). Imaginez-vous dans votre nouvel emploi, ressentez ce bien-être.

Il ne faut pas que le doute s'immisce dans votre esprit.

Si vraiment vous ne trouvez pas d'emploi, posez-vous la question : « ai-je vraiment envie de travailler ? » Car il peut y avoir un conflit interne, par exemple : « j'aimerais travailler mais ça me fait trop mal au cœur de mettre mon enfant chez la nourrice ». Dans ce cas, réfléchissez à ce que vous pourriez trouver comme compromis, sachant que ce n'est pas la quantité qui compte mais la qualité.

Pourquoi s'auto-conditionner ?

Parce qu'en vous disant ces phrases, en les imaginant, en les vivant dans votre tête, votre cerveau comprend ce que vous voulez vraiment, vous y mettez toute votre énergie.

Vous conditionnez donc votre cerveau à voir toutes les opportunités, à développer votre instinct pour, par exemple, trouver du travail plus facilement et rapidement, car vous savez d'instinct où chercher.

Et comme votre cerveau sait ce que vous voulez, vous aiguisez vos sens sans vous en rendre compte. Votre cerveau sera à l'affût de toutes les offres susceptibles de vous convenir.

Il suffit alors souvent d'une action concrète pour que votre but se réalise.

Parce qu'avec toutes les pensées que vous avez chaque jour, votre cerveau ne sait plus ce que vous voulez.

Car une fois vous pensez positivement, par exemple : « j'arrive rapidement et en sécurité au magasin » et une autre fois vous pensez négativement : « je ne veux pas d'accident ».

Votre cerveau ne comprend pas la négation, il comprend «veux accident» donc attention à vos pensées. C'est en pensant négativement que l'on se crée sans le savoir des soucis.

Prenez l'exemple de quelqu'un qui pense souvent : « je ne veux pas avoir le cancer, j'ai peur d'avoir le cancer, oh là là et si je l'avais, avec ma chance, ça va me tomber dessus... ».

Il y a de grandes chances pour que cette personne se le déclenche un jour ou l'autre.

Car l'image qu'elle aura dans sa tête est : elle, ayant le cancer. Alors que si elle se dit : « je choisis d'être en bonne santé, en pleine forme, elle aura comme image : elle, en pleine forme ».

Vous êtes l'acteur de votre vie, responsable de ce que vous ressentez. C'est vous qui décidez de comment vous voulez être aujourd'hui, puis demain, puis tous les autres jours.

Dans quels domaines avez-vous besoin de vous conditionner ?

Fonctionnez étape par étape, un domaine à la fois.

....

....

....

....

....
....
....
....

Automatismes :

Bien évidemment, nous ne changeons pas nos pensées du jour au lendemain, il faut du temps.

Vous avez vécu de la même manière pendant 20 ans, 30 ans ou peut-être 60 ans, c'est un travail de tous les jours pour que cela devienne une habitude, une nouvelle façon de vivre pour une nouvelle vie : à vous de choisir votre destin. Soyez vous-même, les gens vous aimeront pour ce que vous êtes, pas pour ce que vous faites.

Changeons ce que nous pouvons changer et acceptons ce qui ne peut pas l'être.

Que puis-je mettre en place pour que tout se passe au mieux pour moi ?

....
....
....
....
....
....
....
....
....
....
....
....
....
....
....

18.Ne rien lâcher

Dans votre travail par exemple.

Soyez persuadé de vos méthodes pour être persuasif(ve).

Faites comme si vous aviez 20 ans d'expérience derrière vous.

Ne parlez que de ce que vous connaissez.

Donnez des exemples concrets de problématiques que vous avez améliorées, que vous savez traiter.

Donnez-vous un objectif à la fois et donnez toute votre énergie pour atteindre votre objectif.

Puis lorsque le premier objectif est réalisé, passez au suivant.

Car si vous donnez votre énergie pour plusieurs projets à la fois, vous mettrez un petit peu d'énergie dans chacun, ils seront donc plus longs à se concrétiser.

N'écoutez pas les personnes négatives, écoutez-vous.

Vous n'avez pas décroché le cabinet, le contrat que vous convoitiez ? Ce n'est pas grave. C'est qu'il n'était pas fait pour vous, vous trouverez mieux.

Que pouvez-vous faire pour garder la foi et ne rien lâcher ?

....

....

....

....

....

....

....

....

....

....

....

....

19.Gardez du temps pour vous

En tant que professionnel, nous prenons, passons beaucoup de notre temps pour notre entreprise, pour les autres.

En tant que maman ou papa, nous passons beaucoup de temps avec nos enfants.

Il est donc important de prendre soin de soi. Pour être en harmonie, pensez à vous occuper de vous : séances de relaxation, soins, massages, sport, méditation, piscine, alimentation saine...

Prendre au moins un moment par jour pour soi, sans penser au quotidien est impératif pour être bien. J'ai souvent entendu des personnes âgées dire : « quand j'étais jeune, je rêvais d'être danseuse, si j'avais su, j'aurais vécu ma passion » ou encore : « j'ai toujours fait passer mon travail en priorité, je n'ai pas vu mes enfants grandir ». Alors, vivez votre vie de sorte que vous n'ayez pas de regrets plus tard !

Que faites-vous chaque semaine pour prendre soin de vous ?

....

....

....

....

Que pouvez-vous faire de plus ?

....

....

....

....

....

....

....

....

....

....

....

20.Dites qui vous êtes

Vous êtes un être responsable, posez-vous la question : « quels exemples est-ce que je souhaite donner autour de moi ? ».

Soyez honnête envers vous-même et envers les autres.

Dites qui vous êtes, vos croyances, vos valeurs, tout en écoutant et en respectant celles des autres.

Plus vous serez honnête, plus les gens auront confiance en vous, mieux vous arriverez à les aider.

Si vous incitez les gens à faire ce que vous pensez être le mieux pour eux, ils se braqueront.

Ils se sentiront forcés.

Si vous montrez simplement que vous êtes épanoui(e) en étant vous-même, les gens prendront exemple sur vous.

Dans quels domaines avez-vous le plus de mal à dire qui vous êtes ?

....

....

....

....

Pour quelles raisons ?

....

....

....

....

Comment pourriez-vous être plus en harmonie avec vous-même ? Avec les autres ?

....

....

....

....

21.La communication verbale

Il n'est pas toujours aisé de rentrer rapidement dans de bonnes conditions de communication.

Je vous propose des exercices « facilitateurs de communication ».

Pour que votre interlocuteur soit à votre écoute sans jugement, il a besoin de se sentir compris et en confiance.

Intéressez-vous réellement à lui, posez des questions pertinentes.

Repérer les phrases dans lesquelles vous pouvez creuser pour comprendre votre interlocuteur.

a) Les omissions :

Lorsque nous parlons, un grand nombre d'informations sont absentes.

Pour la personne qui raconte, tout est tellement évident pour elle qu'elle va souvent omettre des détails importants.

Savoir comment les trouver vous aidera à amorcer la conversation, à rentrer dans le monde de l'autre pour vous intéresser à elle et la comprendre.

Par exemple, quelqu'un qui dit : « Je suis déçu, j'en ai assez. » ne va pas au bout de ses pensées dans son dialogue. Nous allons alors imaginer des scénarios qui ne seront que rarement vrais car nous imaginerons le récit avec notre propre monde et notre propre système de pensée.

Alors que des questions comme : « qu'est-ce qui te déçoit ? », « tu en as assez de quoi ? »,

« Comment tu te sens par rapport à ça ? », « je me suis senti humilié », « qu'est-ce que tu entends par là ? », « on m'a dit que », « qui, quoi, spécifiquement ? », vous permettront de mieux comprendre votre interlocuteur, d'avoir une meilleure communication avec lui.

b) La distorsion :

Elle indique souvent des croyances limitantes.

La lecture de pensée, c'est lorsqu'une personne prétend savoir ou sentir ce qu'une autre personne pense ou sent. Elle ne se fie qu'à sa réalité et la confond avec la réalité vécue par l'autre personne.

Exemples : « je suis sûr qu'il va penser cela. », « tu vas adorer. », « il ne supporte pas quand je lui parle. »

Autres exemples de distorsion : « les Roumains sont souvent des voleurs », « on doit toujours dire la vérité ».

Qui dit cela ? De qui est l'opinion ?

« Il me tape sur les nerfs», « elle me rend confus ». En quoi untel cause telle émotion?

c) La généralisation :

Lorsque nous avons un problème, il prend tellement de place que nous avons tendance à généraliser.

Exemples : « les hommes sont tous cons », « tous les enfants de l'école sont méchants », « je me sens débordé tous les soirs », « je n'ai jamais de chance », « à chaque fois que je cherche du travail, je n'en trouve pas », « à chaque fois que je suis au téléphone, mon fils vient me déranger »

Si nous reprenons l'exemple de l'école, vous pouvez demander : Combien y a-t-il d'enfants dans ton école ? 150. Les 150 enfants sont méchants ? Ils sont tous venus t'embêter ? Et dans ta classe, vous êtes combien ? 25. Les 25 élèves t'ont dit des méchancetés ? Donne-moi les prénoms de tous les enfants qui t'ont fait du mal... L'enfant prendra alors conscience que ce ne sont peut-être que deux élèves qui sont méchants avec lui. Et que les 148 autres sont gentils.

Imaginez, comme si vous rentriez dans le monde de la personne, comme s'il y avait une connexion entre vous. Ceci vous aidera à comprendre ce dont elle a besoin.

Prenez la même intonation de voix qu'elle, la même respiration.

Les trois principaux axes de pensée : auditif, visuel, kinesthésique.

Connaître l'axe principal de pensée de votre interlocuteur et le vôtre vous permettra de vous mettre sur le même mode que lui, facilitant ainsi la communication.

Si je vous demande d'imaginer la mer, que se passe-t-il en premier dans votre tête ?

Vous entendez le vent, les vagues ou autre chose ? Vous êtes certainement de nature auditive.

Vous voyez le sable, l'eau, les couleurs ? Vous pensez sûrement visuel.

Vous ressentez la chaleur, la fraîcheur, la douceur, le bien-être ou autre chose ? Vous êtes certainement kinesthésique (dans le ressenti).

Nous pouvons bien entendu être visuels et kinesthésiques, ou autres, mais il y a toujours un système qui prédomine. Une image, un son ou un ressenti qui arrive en premier lorsque l'on pense à quelque chose.

Imaginons que vous êtes visuel(le) et que votre interlocuteur est auditif(ve). Vous aurez peut-être plus de mal à vous comprendre que si vous êtes tous deux visuels.

Voici une liste de mots qui vous aidera à repérer les schémas de pensée. Il vous suffira ensuite de prendre des mots qui correspondent à la personne à qui vous vous adressez.

Vous avez plusieurs interlocuteurs ? Utilisez des mots pour tout le monde, un moment visuel, un autre kinesthésique, un autre auditif.

Vous pouvez observer les « jeunes amoureux » au restaurant par exemple.

Ils se tiennent dans la même position, sont sur la même fréquence de voix, marchent d'un même pas, c'est comme s'ils étaient dans le même monde, reliés, en harmonie. Et pourtant, ils sont forcément de deux mondes différents. Ils vont simplement d'un monde à l'autre pour comprendre leur amoureux.

Liste de mots pour reconnaître le schéma principal de pensée.

Visuel : *si je vois bien, il me semble, il est aveugle, en un éclair, voir son point de vue, avoir l'œil, perspective, tu vois, c'est clair, une vue claire, un mirage, se perdre de vue, une scène, trait pour trait, en parallèle, sans l'ombre d'un doute, faire voir de toutes les couleurs, préciser ses vues, être aveugle à, point de vue divergent, mettre en lumière, obscurcir...*

Auditif : *si j'entends bien, cela sonne juste, il est sourd à, en un soupir, se faire entendre, prêter l'oreille, nouvelle gamme, tu entends ça, un ton direct, le chant des sirènes, ne plus s'entendre, une disharmonie, mot à mot, à l'unisson, comme du cristal, la note, sonner les cloches, déclarer ses intentions, ne pas s'entendre, mettre l'emphase, assourdissant, silence...*

Kinesthésique : *si je sens bien, il est insensible à, en un geste, faire passer son idée, garder la main sur, nouveau pas, tu saisis, une approche franche, être à côté de ses* *pompes, perdre le contact, un éclat, une rupture, pas à pas, main dans la main, sensation évidente, le fondement, secouer, cerner son but, être froid, se heurter, faire ressortir, couvrir, écraser...*

Avant un rendez-vous, un entretien, ou tout autre projet de communication, prenez dix minutes de pause, respirez profondément comme si vous vouliez gonfler un ballon bleu dans votre ventre à chaque inspiration, et qu'à l'expiration, vous voulez le dégonfler complètement. Faites cet exercice de plus en plus doucement, respirez de plus en plus calmement.

Lorsque vous vous sentez relaxé(e), que vous avez arrêté de penser, demandez-vous à être sur la même longueur que Monsieur Untel ou Madame Unetelle.

Vous pouvez imaginer que vous recevez toutes les informations dont vous avez besoin pour que tout se passe bien, comme si vous étiez relié(e) à cette personne et que vous vous compreniez mutuellement.

Cette technique vous permettra de vous centrer, de ne pas être dans vos doutes, d'être dans le « même monde que votre interlocuteur. »

22. La communication non verbale

Même lorsque nous ne parlons pas, notre corps lui, continue de communiquer.

Sans l'imiter, prenez la même posture que votre interlocuteur (mêmes gestes, même tenue du corps).

Utilisez la communication verbale et non verbale, la personne en face de vous se sentira plus à l'aise.

Vous pourrez alors naturellement comprendre son monde et l'amener à visiter le vôtre, non pas pour l'obliger à voir la vie comme vous mais pour l'amener à élargir sa vision du monde.

Les processus décrits ci-dessus sont des processus inconscients qui se mettent en place naturellement lorsque deux personnes sont sur la même longueur d'onde.

Nous les utilisons ici de façon consciente pour accélérer et faciliter la communication.

Rappelez-vous, confiance et compréhension sont les maîtres mots pour une communication réussie.

Comment vous sentez-vous dans votre communication ?

....

....

....

....

....

....

Que pouvez-vous mettre en place pour l'améliorer ?

....

....

....

....

....

....

23. La reformulation

Reformulez ce que vient de dire votre interlocuteur vous permettra de savoir si vous avez bien compris son récit ou sa demande.

Un exemple : « tu me demandes de reformuler ce que tu viens de dire pour voir si j'ai bien compris ». Vous pouvez répéter en synthétisant ce que vous a dit la personne ou bien en le reformulant avec vos propres mots.

La reformulation est importante parce que nous avons chacun notre propre dictionnaire de mots.

Ma notion de respect n'est pas la même que pour une autre personne.

Pour moi, le respect, c'est par exemple, tout faire pour être à l'heure et toujours prévenir et m'excuser si je suis en retard. Pour une autre personne, ce ne serait pas du tout un manque de respect d'arriver en retard.

Un autre exemple : la propreté. Pour moi être propre, c'est se laver chaque jour, balayer ma maison deux fois par jour. Pour quelqu'un d'autre ce serait, « tant que je ne sens pas mauvais, c'est que je suis propre ou bien tant qu'il n'y a pas de grosses taches par terre, ma maison est propre ».

J'arrive en fin d'après-midi serait pour moi vers 17 heures, mais pour quelqu'un d'autre, 19 heures.

Alors, si je ne prends pas le temps de reformuler, de comprendre ce que la personne attend de moi et de lui expliquer ce que j'attends d'elle, il y a de forts risques de mauvaise compréhension.

Chaque mot a sa signification qui est souvent bien différente d'une personne à l'autre.

Que pouvez-vous faire pour mieux vous faire comprendre et comprendre votre interlocuteur ?

....

....

....

....

....

....

24. Objectifs

Pour avoir la vie qui vous correspond, fixez-vous des objectifs réalisables et sous votre contrôle.

Un seul objectif à la fois, notez-le. Et ne laissez pas le doute s'immiscer. Faites-vous un emploi du temps si besoin.

Par exemple : je veux écrire un livre. Chaque jour, je me donne une heure, pour écrire. Et dès que j'ai des idées, je note des mots-clés, tout ce qui me vient en tête.

Autre exemple : « mon travail ne me convient pas. Je réfléchis à ce que j'aimerais faire et je mets des actions en place pour le réaliser ».

Tout est réalisable si c'est bien réfléchi et pensé et si vous mettez tout en place pour le réaliser.

Pour vous aider, pensez à garder votre vie le plus équilibrée possible. Et méditez ou relaxez-vous régulièrement. C'est ce qui vous aidera à remettre votre cerveau à jour. Lorsque nous nous relaxons, c'est comme si nous mettions notre cerveau en mode « stop ». Cela nous permet ensuite de ne plus avoir la tête dans le guidon, de prendre de la distance et de trouver les opportunités bonnes pour nous.

Pour garder la ligne, je me suis fixé comme objectif d'être toujours entre 46 et 48 kg, (je suis petite de taille). Dès que je déborde de mon objectif, je fais du sport et je fais plus attention à mon alimentation.

Vous rêvez d'une maison ? Accrochez sa photo sur votre frigo, dès que vous avez une baisse de moral, remontez-vous en regardant la photo et en vous imaginant vivre dans votre future maison. Formulez votre objectif d'une façon positive, suffisamment claire pour vérifier à tout moment si vous vous en rapprochez ou si vous vous en éloignez. Il doit être atteignable et comporter des étapes adaptées, il doit garantir l'équilibre de vos divers domaines de vie.

Objectif de départ :

....

....

....

....

Qu'est-ce que je veux ?

....

....

Est-ce que cela dépend de moi ? Si non, que puis-je faire pour que cela dépende de moi ?

....

....

Une fois mon but atteint, qu'est-ce que cela m'apporte ?

....

....

Comment saurai-je que j'ai atteint mon objectif ?

....

....

Y a-t-il des inconvénients à atteindre cet objectif ?

....

....

....

....

Qu'est-ce qui m'empêche d'obtenir ce que je veux ?

....

....

....

....

Au besoin, reformulez votre objectif.

....
....
....
....
....
....
....
....
....
....
....
....
....
....
....
....
....
....
....
....
....
....

25.Démarquez-vous

Des carreleurs, des sophrologues, des maçons, des esthéticiennes...

Il y en a beaucoup, qu'apportez-vous de plus que les autres ?

Donnez-vous des objectifs clairs.

Qu'est-ce que vous aimez le plus faire dans votre métier ?

....

....

....

....

Dans quelle branche vous spécialisez-vous ?

....

....

Qu'apportez-vous de différent des autres professionnels de votre secteur ?
Formations, ateliers, séances, coaching, travail soigné, efficacité, rapidité (sans rabaisser les autres, chaque personne est utile).

....

....

....

....

....

....

Que voulez-vous ? Souhaitez-vous avoir de nombreux clients ou seulement des clients qui vous correspondent et à qui vous correspondez ? Que pouvez-vous faire pour cela ?

....

....

....

26.But = Motivation

Trouvez ce qui va vous remotiver est important. On peut le faire pour soi et pour ses enfants. Pour avoir envie de se battre, de déplacer des montagnes, il faut avoir un but pour soi. Cela peut aider de se poser la question : « qu'ai-je envie de transmettre à mes enfants ? ». Se poser la question de ce que l'on veut vraiment dans sa vie.

Imaginez que vous avez droit à une seconde chance, à une deuxième vie et que tout vous est permis. Ne vous bridez pas par des : « c'est impossible que ça se réalise ». Sinon, ce sont vos croyances limitantes qui parlent. Tout est permis.

Notez tout ce qui vous passe par la tête, tout ce dont vous avez envie, que ce soit réalisable ou pas pour vous..

....
....
....
....
....
....
....
....
....
....
....
....
....
....
....
....
....

27. L'organisation

Gérer sa maison, ses enfants, son travail, ses amis n'est pas une mince affaire et si nous ne nous mettons pas de cadres, d'horaires, nous risquons rapidement l'épuisement, voire le burn-out... ou au contraire, de nous laisser aller à garder nos pensées et nos actions dans notre tête ; sans actions concrètes, les projets ne peuvent aboutir.

Notez au fur et à mesure tout ce que vous avez à faire : une liste de ce qui est primordial et une autre de ce qui est secondaire. Puis faites-vous un emploi du temps. En cas de contretemps, vous n'aurez qu'à déplacer ce qui est secondaire.

Que mettez-vous en place pour vous organiser ?

....

....

....

....

....

....

Avez-vous créé un emploi du temps, un semainier, avec toutes vos actions à faire ?

....

....

....

....

....

....

....

....

....

28. Respect des engagements

Respectez-vous et les gens vous respecteront.

Un exemple : vous avez prévu de nettoyer votre voiture.

Trois semaines se passent et votre véhicule n'est toujours pas propre.

Vous y pensez presque chaque jour.

Cela vous donne une sensation désagréable dans le corps, comme une lourdeur lorsque vous y pensez.

Le jour où vous vous mettez un coup de pied aux fesses et que vous nettoyez votre voiture, vous respirez, ce poids disparaît, vous êtes soulagé, vous vous sentez mieux.

Dès que vous prenez un engagement envers vous-même, vérifiez qu'il soit réalisable. Si oui, notez-le sur votre agenda, tel jour à telle heure : nettoyer ma voiture. Vous remarquerez que si vous appliquez ces conseils à tous les engagements que vous prenez, vous vous sentirez nettement mieux dans votre peau.

Quels engagements ai-je pris ces trois derniers mois ?

....

....

Notez ceux que vous avez déjà honorés.

Ressentez ce que cela vous procure.

....

....

Puis notez ceux que vous n'avez pas encore honorés.

Ressentez ce que cela vous procure.

....

....

Notez ce que vous pouvez faire pour les honorer.

....

....

....
....
....
....
....
....
....
....
....
....
....
....
....

29. Où en êtes-vous, que reste-t-il à améliorer ?

Notez après chaque question sur une échelle de 0 à 10, comment vous vous sentez.

0 = mal, pas bien

10 = très bien, rien à améliorer

Si vous notez moins de 7, répondez à la question : « que puis-je mettre en place pour améliorer ceci ? »

Cette méthode vous aidera à prendre de la distance et à comprendre ce que vous avez besoin d'améliorer.

Si vous ne savez pas comment améliorer les choses, reportez-vous au chapitre du thème.

Et si vous étiez votre meilleur ami, que vous conseilleriez-vous ?

....

....

....

....

30. Comment vous sentez-vous dans votre façon de vous exprimer ?

(Dire qui vous êtes, ce que vous proposez) 0--------------------10

Notez ce que vous pouvez mettre en place pour améliorer cela.

....

....

....

....

....

....

....

....

....

31.Comment vous sentez-vous dans vos relations avec les gens ?

(Stressé, calme, serein, confiant...)   0--------------------10

Notez ce que vous pouvez mettre en place pour améliorer cela.

....

....

....

....

....

32. Comment vous sentez-vous dans votre organisation personnelle ?

(Dans la gestion de votre emploi du temps personnel...)   0--------------------10

Notez ce que vous pouvez mettre en place pour améliorer cela.

....

....

....

....

33. Comment vous sentez-vous dans votre organisation professionnelle ?

(Dans la gestion de planning professionnel...)   0--------------------10

Notez ce que vous pouvez mettre en place pour améliorer cela.

....

....

....

....

....

....

34. Comment vous sentez vous dans vos environnements professionnel et personnel ?

(Lieu, voisinage, environnement sonore, vos conditions de travail...) 0---------------10

Notez ce que vous pouvez mettre en place pour améliorer cela.

....

....

....

....

....

35.Quelle place accordez-vous aux échanges ?

(Échanges de soins, de méthodes, de travail.) 0-------------------10

Notez ce que vous pouvez mettre en place pour améliorer cela.

....

....

....

....

....

36.Où en êtes-vous face aux engagements pris ?

0--------------------10

Notez ce que vous pouvez mettre en place pour améliorer cela.

....

....

....

....

37.Comment vous sentez-vous vis-à-vis de vos objectifs ?

(Avez-vous noté vos objectifs, avancent-ils comme vous le souhaitez ?...) 0-------10

Notez ce que vous pouvez mettre en place pour améliorer cela.

....

....

....

....

....

38. Comment vous sentez-vous vis-à-vis de vos motivations ?

(Comment êtes-vous motivé pour faire aboutir vos projets ?) 0--------------------10

Notez ce que vous pouvez mettre en place pour améliorer cela.

....

....

....

....

39. Comment prenez-vous soin de vous ?

(Soins, massages, sports, relaxation, méditation, sorties, vacances, balades...) 0-----10

Notez ce que vous pouvez mettre en place pour améliorer cela.

....

....

....

....

....

40. Comment profitez-vous du moment présent ?

(Prendre sa douche en conscience sans penser, profiter d'un rayon de soleil, être en écoute active...)

0------------------10

Notez ce que vous pouvez mettre en place pour améliorer cela.

....

....

....

....

41. Comment vous sentez-vous par rapport à votre confiance en vous ?
0------------------10

Notez ce que vous pouvez mettre en place pour améliorer cela.

....

....

....

....

....

42. Les actions concrètes, les efforts que vous déployez pour que vos objectifs aboutissent.
0------------------10

Notez ce que vous pouvez mettre en place pour améliorer cela.

....

....

....

43. Les actions concrètes effectuées

Faites une liste de tout ce que vous avez fait pour améliorer votre vie dans les trois derniers mois. Cela vous permettra de voir tous les efforts que vous avez déjà mis en place.

....

....

....

....

....

44. Les actions concrètes restant à effectuer

Faites une liste des actions restant à effectuer, notez les actions prioritaires en premier, puis placez-les sur votre agenda de façon à être sûr de les mettre en place.

....

....

....

....

....

45. De quoi avez-vous besoin pour être heureux ?

Pour être heureux, il faut que toutes les parties de votre vie soient en accord avec vous-même, avec vos valeurs.

Parce que si vos relations avec votre mari ne sont pas bonnes, vous vous oubliez, vous ne faites aucune activité physique par exemple lorsque vous aurez un problème de plus à gérer, vous n'aurez pas assez d'énergie pour le gérer au mieux. Alors que si vous avez amélioré tout ce qui pouvait l'être et que tout est en harmonie dans tous les domaines de votre vie, le jour ou un imprévu survient, vous aurez toute l'énergie et le recul nécessaire pour le gérer dans les meilleures conditions et dans les meilleurs délais.

Je vous propose donc de vérifier ce qu'il vous reste à améliorer pour être heureux(se).

<u>Avez-vous besoin de :</u>

Améliorer votre relation de couple ?

Que pouvez-vous mettre en place dans votre vie quotidienne ?

....

....

....

....

Améliorer vos relations avec votre famille ? Améliorer vos relations avec vos amis ?
Que vous est-il possible de faire ?

....

....

....

....

Trouver le bon équilibre dans tous vos rôles ?

....

Exemple : mère, compagne, amie, fille, employée, femme...
Quel rôle prend le plus de place dans votre vie ?

....

Quel rôle prend le moins de place dans votre vie ?

....

Que pouvez-vous faire pour trouver le bon équilibre ?

....

....

....

....

....

Vous faut-il améliorer votre alimentation ?
Que pouvez-vous mettre en place sur une semaine pour vous nourrir plus sainement ?

....

....

....

....

Avez-vous besoin de prendre plus de temps pour vous ressourcer ?

Exemples : mer, lac, balades, forêt, montagne, lecture, soleil...

....

....

....

....

Avez-vous des projets ?

Exemples : déménagement, vacances, changement de travail...

....

Quelles actions pouvez-vous mettre en place pour les concrétiser ?

Exemples : faire un semainier, des listes de priorités, contacter des personnes...

....

....

....

....

....

Avez-vous besoin ou envie de pratiquer plus d'activités ?

....

Exemples : danse, peinture, dessin, yoga, aquagym, gym, vélo, cinéma...

Lesquelles ?...

À quel moment pouvez-vous prendre du temps pour cela ?

....

Avez-vous besoin de prendre de la distance avec des personnes, avec des événements ? Avec qui ? Avec quoi ?

....

Que pouvez-vous faire pour cela ?

....

....

....

....

....

Avez-vous besoin de faire plus d'activités de lâcher-prise ?

Exemples : yoga, relaxation, méditation, bain relaxant, sauna, hammam...

Lesquelles :...

Avez-vous besoin de vous sentir plus reconnu ?

Dans quel domaine serait-ce possible ? Familial, professionnel, sportif, artistique, d'échange...

Que pouvez-vous mettre en place pour vous sentir plus reconnu ?

....

....

....

....

....

Ressentez-vous le besoin de vous sentir plus utile ?

Dans quels domaines? Bénévolat, humanitaire, régional, national, international, professionnel, privé...

....

Que pouvez-vous mettre en place pour cela ?

....

....

....

....

Quelle émotion ou sentiment ressentez-vous le plus en ce moment ?

Exemples : colère, tristesse, compassion, perte de contrôle, solitude, mépris, manque de compréhension, manipulation, rejet, abandon, injustice, hypersensibilité...

....

Quelle émotion, sentiment avez-vous besoin pour vous sentir mieux ?

Exemples : confiance en soi, entraide, partage, joie, plaisir, lâcher-prise, amour, sérénité, foi...

....

Quelles actions pouvez-vous mettre en place pour aller mieux ?

Voir le chapitre formulations et prise de distance.

....

....

....

....

Conseils :

Pensez à faire une liste de tout ce que vous avez à faire pour aller mieux.

Listez par ordre de priorités.

Reportez les actions à effectuer sur votre agenda ou votre semainier.

Il est important de planifier ses actions pour ne pas se sentir débordé(e) et pour ne rien oublier.

Je remercie tous ceux sans qui ce livre n'aurait pas été possible.

Tous mes élèves et clients qui m'ont permis de me dépasser, de chercher toujours plus loin des solutions pour les aider.

Mes anciens formateurs qui m'ont transmis le goût de mon métier, de ma vocation.

Tous mes amis.

Merci à tous mes guides qui se reconnaîtront.

À mes enfants formidables qui m'inspirent jour après jour.

Merci à la vie et à moi-même d'avoir mis des actions en place, d'avoir su saisir les opportunités pour arriver à mon but.

Merci à Florence Amiaud, Delphine Guillou ainsi que Cindy Letourneur de la formation « Devenir écrivain public » du centre CLASS' FORMATION pour avoir mis en page et corrigé ce livre.

Florence AMIAUD
Directrice pédagogique & formatrice
www.class-formation.fr
Orthographe - Bureautique...
1er centre privé certifié Voltaire en Vendée

Retrouvez toutes les informations sur les séances, les stages et les formations sur le site www.sarah-sophrologue.fr

ou tapez Sarah Cabero sur votre barre de recherche internet.

Tables des Matières

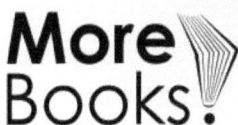
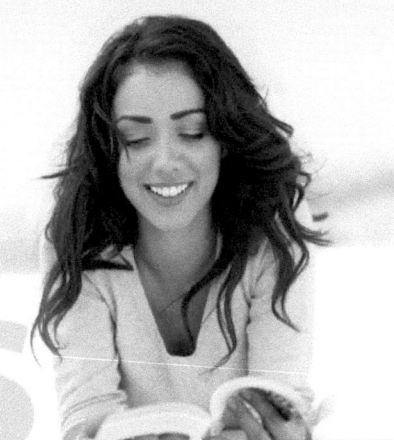

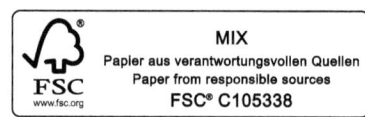
Printed by Books on Demand GmbH, Norderstedt / Germany